CONTRIBUTION A L'ÉTUDE CLINIQUE

DES

AMYOTROPHIES PARALYTIQUES

DE CAUSE ARTICULAIRE

PAR

Le Dr Paul TASSIGNY

Ancien externe des hôpitaux de Paris
Médaille de bronze de l'Assistance publique

PARIS
G. STEINHEIL, ÉDITEUR
2, RUE CASIMIR-DELAVIGNE, 2
1900

CONTRIBUTION A L'ÉTUDE CLINIQUE

DES

AMYOTROPHIES PARALYTIQUES
DE CAUSE ARTICULAIRE

IMPRIMERIE A.-G. LEMALE HAVRE

CONTRIBUTION A L'ÉTUDE CLINIQUE

DES

AMYOTROPHIES PARALYTIQUES

DE CAUSE ARTICULAIRE

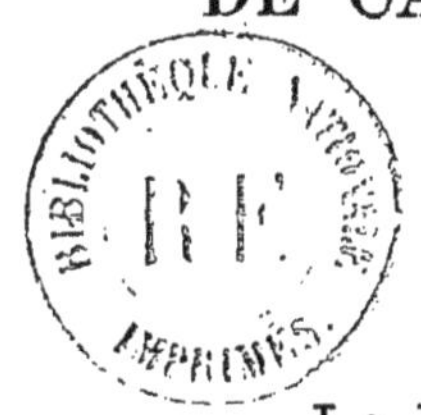

PAR

Le Dr Paul TASSIGNY

Ancien externe des hôpitaux de Paris
Médaille de bronze de l'Assistance publique

PARIS

G. STEINHEIL, ÉDITEUR

2, RUE CASIMIR-DELAVIGNE, 2

1900

CONTRIBUTION A L'ÉTUDE CLINIQUE

DES

AMYOTROPHIES PARALYTIQUES

DE CAUSE ARTICULAIRE

AVANT-PROPOS

Le choix de notre sujet nous a été inspiré par le hasard, un hasard malencontreux qui a voulu qu'une entorse du genou nous condamnât à un repos forcé de près d'un an, nous donnant ainsi le loisir et l'occasion de méditer sur l'impotence parfois longue qui peut suivre un traumatisme banal.

Ces méditations n'auraient probablement pas abouti à ce travail, et seraient restées dans le domaine de la mélancolie pure, si elles n'avaient fini par être dirigées sur un terrain plus scientifique par M. le Dr Gautiez qui, en même temps qu'il nous prodiguait ses soins éclairés, nous ouvrit sur les causes de cette impotence prolongée des aperçus dont la justesse ne tardait pas à nous être prouvée par une guérison rapide.

Nous avons cru intéressant de rapporter en détail cette auto-observation, et quelques autres assez analogues, en les encadrant de quelques considérations ayant pour but d'en expliquer certaines particularités. Cela nous amenait, en somme, à reprendre, à certains points de vue, l'étude clinique des amyotrophies de cause articulaire. Nous avons employé l'expression « amyotrophies paralytiques », empruntée d'ailleurs à Charcot, parce qu'il nous a paru que l'élément paralysie avait une certaine importance dans le tableau clinique, et, peut-être aussi, dans le processus pathogénique de ces amyotrophies.

Avant de commencer ce travail, qu'il nous soit permis de remercier bien sincèrement nos éminents maîtres des hôpitaux et de la Faculté pour l'enseignement que nous avons reçu d'eux : M. le Dr Lancereaux, M. le Dr Duguet, qui ont guidé nos premiers pas en médecine ; le professeur Tillaux, notre vénéré président de thèse, à qui nous devons la plus grande partie de nos connaissances chirurgicales, M. le Dr Boissard, qui nous a initié à l'obstétrique ; M. le Dr Dejerine, dont nous avons pu apprécier le savant enseignement et la grande bienveillance ; M. le professeur Hutinel, de qui nous avons reçu de précieuses leçons cliniques.

INTRODUCTION

L'étude des troubles musculaires consécutifs aux affections articulaires n'est pas un sujet précisément nouveau : sans vouloir, comme il est d'usage dans un historique, remonter jusqu'à Hippocrate (ce que, d'ailleurs, nous pourrions faire, car il a remarqué que « dans les luxations du coude non récentes, il y a atrophie des chairs ») (1), on peut trouver dans J. Hunter (2), tout un chapitre consacré à « la perte d'action des muscles par lésions des articulations » ; le chirurgien anglais, cherchant à l'expliquer, considère cette inertie des muscles comme « un effet de la sympathie, c'est-à-dire que les muscles ont la conscience que les parties malades ne peuvent pas répondre aux actions musculaires ».

Plus près de nous, Malgaigne, J. Roux, Bonnet, Cruveilhier, Gosselin signalent les atrophies survenant à la suite des affections chirurgicales des articulations, et s'attachent à leur trouver une cause moins métaphysique. Ainsi J. Roux, étudiant surtout l'atrophie du deltoïde dans l'hydarthrose scapulo-humérale (3), l'attribue à la compression exercée sur le muscle par le liquide épanché ; Cruveilhier (4) fait simplement de l'atrophie le résultat de l'inactivité fonctionnelle due à l'arthrite.

(1) Trad. LITTRÉ, t. IX, p. 69.
(2) *Œuvres compl.* Traduct. RICHELOT, t. I, p. 581.
(3) *Annales de chirurgie*, Paris, 1845, t. XV.
(4) *Anat. path. générale*, t. III.

Gosselin (1) et son élève Lejeune (2), s'occupant plus spécialement, il est vrai, de l'atrophie consécutive aux fractures, l'attribuent à la déviation du travail nutritif détourné des muscles vers les tissus voisins enflammés.

De son côté, Béziel (3) étudie l'atrophie et ses rapports avec le rhumatisme articulaire aigu.

En 1869, Ollivier consacre un chapitre de sa thèse d'agrégation à l'étude des atrophies musculaires d'origine articulaire, et fait cette étude au double point de vue clinique et anatomo-pathologique. Il fait ressortir la constance de cette complication, et la localisation spéciale et l'atrophie : « toutes les fois qu'une articulation est prise, il y a atrophie des muscles voisins ; et, de plus, à chaque articulation correspond un muscle particulier sur lequel l'atrophie prédomine. »

L'importante communication, partout citée de Lefort à la Société de chirurgie, en 1872, place surtout la question sur le terrain thérapeutique, et fait de la galvanisation par les courants faibles et permanents, — courants de nutrition, — le traitement de choix des atrophies que nous étudions.

La thèse de Sabourin (4) sur l'atrophie musculaire d'origine rhumatismale est une nouvelle pierre apportée à l'édifice. Pour cet auteur l'atrophie serait due à une myosite et à une névrite, par propagation de l'inflammation articulaire de proche en proche jusqu'aux muscles voisins et à leurs nerfs.

Vulpian, dans ses leçons de 1875 sur l'appareil vaso-moteur, aborde la question des atrophies d'origine articulaire et, au

(1) *Gaz. hebd.*, 1859.
(2) Thèse Paris, 1859.
(3) Thèse Paris, 1854.
(4) Paris, 1873.

point de vue pathogénique, édifie la théorie de *l'atrophie réflexe*. « Elle consiste à admettre que sous l'influence de l'affection de la jointure, les nerfs articulaires centripètes, irrités à leurs extrémités périphériques, transmettent l'irritation jusqu'à la substance grise spinale, et plus précisément aux grandes cellules nerveuses des cornes antérieures, d'où l'amyotrophie consécutive » (1).

C'est à cette théorie que se rattachent, à la suite de Vulpian, la plupart des auteurs dont les travaux sur la question se multiplient. Citons d'abord la thèse de Valtat sur « l'atrophie musculaire consécutive aux maladies des articulations » (2), premier travail d'ensemble, et qui fait époque ; celles de Darde (3), Berguien (4), Bocquet (5), Urdy (6), Descosses (7), Vignes (8), Christin (9), Antelmy (10), Guichard (11), Mondan (12), Moussous (13) ; — un travail de Picqué dans la *Gazette médicale de Paris*, 1880 ; un autre de Guyon et Féré dans le *Progrès médical* de 1881 ; une communication de Verneuil à la Société de chirurgie (14).

Dans ces dernières années, c'est surtout l'anatomie et la physiologie pathologiques de l'affection qui ont suscité de nou-

(1) Charcot, *Leçons du mardi*, 1888-89.
(2) Paris, 1877.
(3) Thèse Paris, 1877.
(4) Thèse Paris, 1877.
(5) Thèse Paris, 1878.
(6) Thèse Paris, 1878.
(7) Thèse Paris, 1880.
(8) Thèse Paris, 1880.
(9) Thèse Paris, 1880.
(10) Thèse Paris, 1881.
(11) Thèse Bordeaux, 1881.
(12) Thèse Lyon, 1882.
(13) Thèse Bordeaux, 1885.
(14) *Bull. Soc. Chir.*, 1881. VII, p. 744.

velles recherches. L'affection articulaire, avait dit Vulpian, retentit sur le centre spinal par la voie des nerfs articulaires irrités, et là modifie les centres dont émanent les nerfs moteurs et les nerfs qui président à la nutrition des muscles. Restait à déterminer en quoi consiste cette « modification des centres ».

Charcot, qui a appuyé la théorie réflexe de sa grande autorité, admet (1) qu'il peut y avoir deux degrés dans l'amyotrophie articulaire : « l'un dans lequel l'affection spinale est purement dynamique, et ne se traduit que par une atrophie simple des fibres musculaires ; l'autre, plus grave, dans lequel l'affection spinale se caractérise par des lésions organiques appréciables, et se traduit dans le muscle par des lésions dégénératives ».

Les recherches expérimentales de M. Raymond (2) et de son élève Deroche (3) tendent à confirmer et la nature réflexe de l'atrophie, et l'absence des lésions médullaires dans la généralité des cas. Celles de MM. Duplay et Cazin (4) aboutissent aux mêmes conclusions.

D'autre part, M. Klippel (5), ayant pu faire l'examen de la moelle dans un cas d'arthrite chronique du genou droit avec atrophie du triceps, trouva une altération des cellules des cornes antérieures. Il est vrai, et ceci vient à l'appui de ce que disait Charcot, que dans ce cas il s'agissait non pas de l'atrophie simple que l'on trouve d'ordinaire, mais d'une atrophie dégénérative. Tout récemment, enfin, MM. Mally et Mignot (6)

(1) *Leçons du mardi*, 1887-88.
(2) *Revue de Médecine*, 1890.
(3) Thèse Paris, 1890.
(4) *Archives générales de Médecine*, 1891.
(5) *Bull. Soc. anat.*, 18 nov. 1887, p. 721 et 13 janvier 1888, p. 37.
(6) *Bull. Soc. de Chirurg.*, 17 avril 1900.

ont communiqué à la Société de chirurgie le résultat de nouvelles recherches expérimentales, desquelles il ressort que « dans huit cas d'amyotrophie réflexe d'origine articulaire examinés, la moelle a toujours présenté une diminution du nombre des grandes cellules motrices dans la corne antérieure correspondant au côté malade ».

Les conclusions de MM. Raymond et Duplay seraient donc sujettes à revision. En somme, la question de la pathogénie n'est pas encore mise au point.

Il n'en est pas de même de l'étude clinique ; dès l'origine, les auteurs ont été frappés par certaines particularités donnant à ces atrophies d'origine articulaire une physionomie spéciale, et qu'ils ont bien mises en relief : coexistence fréquente de phénomènes paralytiques, rapidité de l'évolution dans beaucoup de cas ; localisation prédominante sur certains groupes musculaires, presque toujours les mêmes pour une articulation donnée, défaut de proportionnalité entre l'intensité de l'arthrite et le degré de l'atrophie ; faible tendance à la guérison spontanée, curabilité sous l'influence d'un traitement approprié.

Cet ensemble symptomatique est magistralement exposé dans les leçons de Charcot (1), dans celles de M. le Pr Raymond (2) et il est superflu de dire qu'il n'y a rien à y ajouter. On trouvera également la question étudiée d'une façon fort complète dans deux « Revues générales » de la *Gazette des hôpitaux*, publiées l'une par M. Wallich en 1888, l'autre par M. Plicque en 1894.

(1) CHARCOT. *Œuvres complètes*, t. III, p. 25. *Leçons du mardi*, 1887-88 et 1888-89.
(2) *Maladies du système nerveux*, 1889.

Aussi bien, notre intention n'est-elle pas de refaire cette étude ; nous voudrions, plus modestement, en reprenant à grands traits le tableau clinique, faire ressortir, chemin faisant, quelques points particuliers sur lesquels notre attention a été attirée à l'occasion d'une mésaventure personnelle, dont on trouvera plus loin la relation détaillée. Il est, notamment, tout un ordre de faits auxquels on n'a pas jusqu'ici attribué toute l'importance qu'ils ont en réalité et dont, cependant, la connaissance est grosse de conséquences pratiques. Nous voulons parler de l'influence que peut avoir l'atrophie musculaire sur l'évolution de l'affection même qui l'a fait naître ; de l'atrophie considérée comme obstacle à la guérison de certaines affections articulaires, comme indication thérapeutique spéciale.

C'est là, nous le répétons, un chapitre un peu négligé par les auteurs. D'aucuns, comme Valtat (1), indiquent bien « l'importance des troubles fonctionnels qu'entraîne un tel état des muscles », et accusent l'atrophie d'être « la véritable cause de ces troubles si sérieux et si persistants », qui, pour un traumatisme parfois léger, font de certains blessés de véritables infirmes ; mais ils n'insistent pas, et ne cherchent pas à élucider le mécanisme de ces « troubles fonctionnels ».

M. Bazy (2), dans un article du *Progrès médical* auquel nous ferons de larges emprunts, a explicitement signalé « l'atrophie musculaire comme cause de douleurs articulaires », et rapporté à ce propos plusieurs observations que nous reproduisons plus loin. D'autres accidents, croyons-nous, peuvent être mis encore sur le compte de l'atrophie : tels ces épanche-

(1) VALTAT. *Loc. cit.*
(2) *Progrès médical*, 1889, n° 12.

ments à répétition, d'une ténacité désespérante, que l'on voit s'éterniser chez des malades en traitement depuis des semaines et des mois, et dont on ne peut avoir raison si on ne les rattache à leur véritable cause; or, cette cause bien souvent n'est autre que l'atrophie musculaire.

C'est surtout à M. Gautiez que l'on doit la connaissance de ces faits; et, sans parler ici de la gratitude profonde que je lui garde pour m'avoir rendu l'usage d'un membre impotent depuis de longs mois, je lui suis très reconnaissant d'avoir bien voulu m'accorder pour ce travail inaugural le secours de sa grande compétence.

De cette étude nous tirerons, pour terminer, quelques déductions thérapeutiques, et nous serions heureux si notre modeste travail pouvait être de quelque utilité non pas seulement à ceux qui sont appelés, comme nous, à traiter des affections articulaires, monnaie courante de la pratique journalière; mais aussi et surtout aux blessés qui sont exposés à passer, comme nous, de longs mois dans leur lit par le fait d'une affection articulaire ayant déterminé une amyotrophie, avec les désordres qu'elle comporte.

CHAPITRE PREMIER

Exposé clinique.

Toutes les variétés d'arthrite sont susceptibles d'être accompagnées ou suivies de phénomènes paralytiques et d'atrophies musculaires. On a observé ces troubles à la suite d'arthrites aiguës traumatiques, entorses, luxations ; à la suite d'arthrites blennorrhagiques, dans le rhumatisme articulaire aigu, dans les accès de goutte ; au cours d'arthrites chroniques, rhumatisme déformant ; ostéo-arthrites tuberculeuses, syphilitiques, etc.

La nature de l'arthrite paraît donc indifférente à la production des troubles musculaires que nous étudions, et ceux-ci semblent plutôt liés au fait même de l'arthrite qu'aux influences qui la produisent.

Il est à remarquer, de plus, qu'il n'y a aucune parité à établir entre la lésion articulaire et les phénomènes en question ; on voit survenir des paralysies complètes et des atrophies considérables après des traumatismes articulaires tout à fait minimes.

En raison de leur importance pratique, c'est surtout aux troubles musculaires des arthrites aiguës traumatiques que nous nous attacherons ; ce sont ceux-là que l'on rencontre le plus souvent et auxquels s'applique plus particulièrement ce que nous disions plus haut, à savoir qu'ils peuvent primer l'affection causale, en entretenant du côté de la jointure des désordres persistants.

Relativement à la fréquence, celle-ci est telle que l'on peut presque considérer l'atrophie comme un symptôme habituel des arthrites, plutôt que comme une complication. Ollivier a même cru pouvoir poser en règle absolue que « toutes les fois qu'une articulation est prise d'arthrite, il y a atrophie des muscles voisins ».

Toutes les articulations sont-elles également susceptibles, étant lésées, de troubler les fonctions et la nutrition des muscles voisins? Il ne le semble pas. Les entorses les plus communes, l'entorse du cou-de-pied, l'entorse du poignet ne sont pas souvent, même quand le traumatisme a été violent et l'arthrite consécutive intense, accompagnées d'atrophie. Sans doute, il en existe des observations, témoin celles de Darde, de Valtat, celle de Lefort rapportée à la Société de chirurgie en 1872, relatives à des entorses tibio-tarsiennes; témoin celle de M. Bazy relative à une entorse du poignet, que l'on trouvera plus loin; nous en pourrions citer bien d'autres. Mais il n'en est pas moins vrai que certaines articulations semblent jouir, au point de vue de la susceptibilité de leurs muscles, d'un privilège spécial ; au premier rang de celles-là figure le genou. Sur plus de 150 observations d'atrophies consécutives à des arthrites que nous avons compulsées, la moitié au moins se rapporte à des entorses ou à des hydarthroses du genou. Fréquentes aussi, mais beaucoup moins, sont les atrophies consécutives à des lésions de l'épaule, du coude et de la hanche.

Une nouvelle particularité bien frappante, et que tous les auteurs n'ont pas manqué de faire ressortir est la suivante, formulée en ces termes par Ollivier : « à chaque articulation correspond un muscle particulier sur lequel l'atrophie prédomine ». Pour le genou, c'est le triceps fémoral ; pour l'épaule, le deltoïde ; pour le coude, le triceps brachial ; pour la hanche, les fessiers (1) ; c'est-à-dire d'une façon générale, les extenseurs.

L'atrophie peut même ne pas se montrer à un égal degré d'intensité sur les différentes parties d'un même muscle, ou sur les divers muscles d'un groupe extenseur ; le triceps fémoral, en particulier, paraît souvent n'être pas également touché en toutes ses portions : le vaste externe est, en général, moins atrophié que le vaste interne et que le droit antérieur. M. Gautiez a remarqué, de plus, que lorsqu'on traite cette atrophie par des moyens appropriés, que nous exposerons ultérieurement, le retour des fonctions est plus long et plus difficile à obtenir pour le vaste interne que pour les deux autres portions accessibles du muscle extenseur de la jambe.

Autre fait à noter : pour un même muscle ou une même portion musculaire, l'atrophie frappe l'organe en bloc, c'est-à-dire qu'elle ne va nullement en décroissant à mesure qu'on s'éloigne de l'articulation malade.

La localisation spéciale que nous avons indiquée n'est du reste pas exclusive ; l'atrophie est, certes, prédominante dans les muscles que nous avons cités, mais il est rare qu'elle s'y cantonne absolument, au moins lorsqu'on laisse l'affection évoluer : à la cuisse, on trouve presque toujours le groupe des adducteurs et souvent aussi celui des fléchisseurs diminués de volume en même temps que le triceps. Nous avons

(1) GUYON et FÉRÉ. *Progrès méd.*, 1881, n° 14.

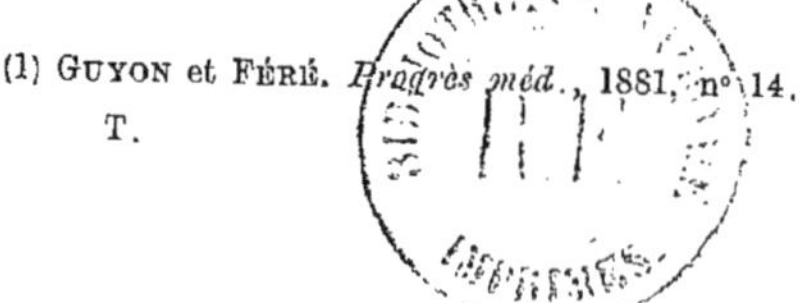

pu nettement constater le fait sur nous-même (obs. VII) ; et quand, dans les mensurations de la cuisse, on rapporte toute la diminution de volume au seul muscle triceps, on fait erreur bien souvent.

L'atrophie n'est même pas toujours localisée, comme le disait Vulpian (1), « dans les muscles situés au-dessus de la jointure » ; elle peut atteindre le segment du membre sous-jacent, et les observations ne sont pas rares, où on relate l'atrophie de tout un membre à la suite des lésions passant sur une seule articulation. La thèse de Valtat (2), celle de Christin (3) relatent des cas où on a dûment constaté l'atrophie des muscles de la jambe après une affection du genou ; notre observation en est également un exemple. Ce sont là des faits bien établis ; nous n'y insisterons pas.

La date d'apparition et le mode de début des troubles musculaires succédant à une arthrite sont variables suivant les cas. Il faut distinguer ici, entre la paralysie et l'atrophie.

La paralysie, même complète, peut être précoce, survenir dans les premières heures qui suivent l'accident, et l'observation I de la thèse de Valtat en est un fort bel exemple.

Il s'agit d'un homme qui reçut un coup de pied de cheval sur la partie interne du genou droit, lequel détermina une arthrite assez intense. Cet homme est vu le lendemain même de l'accident : « la cuisse, du côté affecté, présente, à sa partie inférieure, une augmentation de volume assez marquée, elle

(1) *Malad. du syst. nerv.*, t. II, Paris, 1886.
(2) Obs. VII, VIII.
(3) Obs. VI, VII, VIII.

est empâtée et semble continuer la tumeur du genou. Au-dessus de ce point, elle reprend ses dimensions normales et semble même un peu amoindrie, *bien qu'à la mensuration on ne constate pas encore de diminution sensible.* Mais elle est aplatie, étalée, et les muscles relâchés et remarquablement flasques, ne font plus aucun relief sous la peau. Le triceps crural, qui paraît surtout atteint, est le siège d'une *paralysie complète,* et quels que soient les efforts du malade, *il ne peut arriver à faire durcir ce muscle.* Il en est de même lorsque la jambe étant fléchie, on lui commande de l'étendre, il accuse de lui-même une impuissance absolue de la cuisse et dit expressément que ce n'est pas la douleur qui l'empêche d'accomplir ce mouvement. La contractilité électrique n'a subi, d'ailleurs, aucune diminution, et les muscles du côté malade répondent aussi énergiquement que ceux du côté sain à l'excitation faradique. »

Nous allons revenir sur les caractères de cette paralysie. Nous ferons remarquer seulement ici que la paralysie complète peut exister avant toute atrophie, fait que signalait déjà J. Hunter : « L'esprit perd aussi son influence sur les muscles, car la volonté n'a aucun pouvoir sur eux tant que les parties qu'ils meuvent sont impropres au mouvement, *et cela lors même que les muscles ne sont pas atrophiés* » ; à l'appui de ce fait nous citerons encore les observations I et II de la thèse de Christin : dans la première, il s'agit d'un homme qui, à la suite d'une chute, fit une arthrite du genou gauche; le malade est vu le sixième jour après l'accident : « La paralysie est déjà facile à constater : malgré tous ses efforts, le malade ne peut que contracter faiblement son triceps gauche, et les masses musculaires de ce côté sont beaucoup moins consistantes que celles de la cuisse saine ; *la mensuration ne donne aucun résultat relatif à l'atrophie* ».

La seconde n'est pas moins probante : arthrite, traumatisme du genou, paralysie constatée quatre jours après l'accident, alors que la mensuration ne dénote aucune atrophie.

Nous n'avons pas eu, personnellement, la bonne fortune de constater cette paralysie précoce : on se trouve le plus souvent, à l'hôpital, en présence de malades qui, au sortir d'un premier pansement appliqué à leur entrée sont à la fois et atrophiés et paralysés. Mais on nous permettra de supposer que ces cas ne sont pas les seuls, ni même peut-être des cas exceptionnels. Ce serait là un point à rechercher.

L'atrophie, elle aussi, peut survenir d'une façon rapide; on l'a constatée 15 jours (Christin), 11 jours et même 9 jours (Valtat, obs. II) après l'accident causal, dans des cas d'arthrites aiguës.

Ces faits ont tellement frappé les auteurs qu'ils ont insisté sur cette précocité au point d'en faire presque la caractéristique des atrophies d'origine articulaire. C'est peut-être aller un peu loin. Bien souvent, l'atrophie ne devient appréciable qu'au bout d'un certain temps, trois semaines, un mois comme dans notre cas; elle s'installe lentement, progresse peu à peu, et n'atteint son maximum qu'après plusieurs semaines. Cette marche insidieuse est la règle dans les arthrites chroniques.

Quoi qu'il en soit de ce mode de début — intéressant surtout au point de vue de l'interprétation pathogénique —, en pratique, nous le répétons, on se trouve le plus souvent en face de malades qui, après quinze jours, trois semaines d'immobilisation pour une arthrite aiguë, ou après un long traitement pour une arthrite chronique, ont un membre plus ou moins parésié, et qui s'atrophie. Voyons quels sont les caractères de ces troubles musculaires.

Paralysie. — Elle peut être complète ou incomplète ; le premier cas est fréquent, et Duchenne de Boulogne en avait déjà constaté un bel exemple, rapporté dans la thèse d'Ollivier.

En pareille circonstance, on voit que les reliefs musculaires ont disparu ; la cuisse, par exemple, où les phénomènes sont particulièrement sensibles, au lieu d'être arrondie et globuleuse, est aplatie, étalée ; à la palpation, les muscles, si consistants et si fermes d'habitude, sont trouvés mous et flasques ; ils ont perdu non seulement leur contractilité volontaire, mais aussi leur tonicité.

Ceci peut, à première vue, donner l'illusion de l'atrophie, et, même à la mensuration, si avec le ruban métrique on étreint le membre d'une façon un peu vigoureuse, tandis que du côté sain les muscles résistent à la pression, ils cèdent facilement sur le membre paralysé, et on peut croire à une diminution de volume qui n'existe pas. Nous ne serions pas éloigné de penser que quelques-unes des atrophies précoces, qu'on croit observer si souvent, sont des pseudo-atrophies de cette nature.

Si on ordonne au malade de contracter son muscle, de le faire durcir, il en est incapable. Mais, et c'est là un point que nous n'avons pas trouvé signalé et sur lequel nous nous permettrons d'attirer l'attention, si on insiste, et surtout si, suggestionnant le malade, on lui persuade qu'il peut soulever son membre impotent, si on *fait semblant* de l'aider à exécuter ce mouvement, il y arrive plus ou moins rapidement, après quelques tentatives infructueuses ou avortées. Il y a donc là une impotence purement *psychique*, dont on triomphe facilement par des moyens *psychiques*, concentration de la volonté du malade et surtout suggestion. C'est un fait facile à contrôler, qui nous a été signalé, dans notre propre cas, par M. le Dr Gautiez, et qui nous a beaucoup frappé. Il est intéressant au point de vue des déductions théoriques qu'on en peut tirer, mais surtout au point de vue des applications thérapeutiques qu'il comporte.

C'est au moment où l'on réveille ainsi la contractilité des muscles que l'on s'aperçoit bien que la tonicité en avait disparu. En effet, lorsqu'on observe attentivement un paralysé du triceps cherchant à détacher le talon du plan du lit, on voit que le mouvement s'accomplit en deux temps : dans un premier temps, le muscle se ramasse, reprend sa longueur, sa forme et sa consistance, dans la mesure où le lui permet l'atrophie, et c'est alors seulement que le membre s'enlève.

La paralysie n'est pas toujours aussi complète ; dans bien des cas, il y a plutôt parésie que paralysie véritable : le malade n'arrive qu'imparfaitement à contracter son muscle ou ses muscles, et cela au prix d'un effort plus considérable. Il ne peut vaincre dans son mouvement qu'une résistance beaucoup moindre que celle dont il triomphe du côté sain.

Cette paralysie peut aller en augmentant pour devenir complète, sous l'influence de l'immobilisation. Il est exceptionnel qu'un membre atteint d'arthrite ne soit pas frappé d'impotence musculaire en même temps que d'atrophie au sortir d'un appareil plâtré, silicaté, ouaté ou autre.

Par contre, nous l'avons dit, la paralysie, même complète, disparaît rapidement sous l'influence des efforts de volonté méthodiquement répétés (V. observ. VII). Nous verrons quel parti on peut tirer de cette constatation au point de vue thérapeutique.

Amyotrophie.— Elle peut présenter tous les degrés. Tantôt, elle est peu prononcée, et la mensuration est nécessaire pour qu'on puisse l'affirmer (nous rappelons la réserve formulée plus haut à ce sujet) ; tantôt elle est considérable (7 centim. de différence entre les deux cuisses dans un cas de Valtat).

Dans ces conditions, elle est manifeste, à la vue et au palper; il y a des cas où le quadriceps est réduit à un mince feuillet, au travers duquel on peut saisir le fémur.

Bien que cela sorte un peu de notre cadre, rappelons que les examens histologiques ont montré qu'il s'agit ici d'une atrophie simple, non dégénérative.

Nous n'avons pas étudié par nous-même les réactions électriques, étant peu versé en la matière ; mais tous les auteurs sont unanimes à constater, après Rumpf et Erb (1), l'affaiblissement de la contractilité faradique et galvanique. Il s'agit là d'une simple modification quantitative ; il n'y a pas de modification qualitative, pas de réaction de dégénérescence, ce qu'il était aisé de prévoir, après ce que nous avons dit plus haut sur le rétablissement presque instantané de la contractilité volontaire.

Les réflexes tendineux n'ont pas disparu dans les muscles atrophiés, ils sont même, au contraire, souvent exagérés, dans les premiers temps du moins (Charcot) (2).

L'atrophie de cause articulaire suit en général une marche progressive, lorsqu'elle n'est pas traitée par des moyens appropriés ; comme la paralysie, elle s'aggrave surtout par

(1) Erb. *Traité d'électrothérapie.* Trad. Rueff, 1886.
(2) Charcot. *Loc. cit.*

l'immobilisation dans un appareil, et elle peut persister fort longtemps après la levée de cet appareil, alors que l'affection articulaire causale est guérie, ou bien elle peut constituer un obstacle à la guérison de cette affection.

Même traitée, elle est généralement lente à disparaître : on n'en a raison qu'après des semaines d'un traitement méthodique.

Nous avons signalé le fait que, en évoluant, l'atrophie peut envahir d'autres muscles que ceux qu'elle avait envahis tout d'abord. Voici, résumée, l'observation d'un malade présenté par M. le professeur Raymond à sa policlinique du mardi, et dont l'histoire, des plus intéressantes à cet égard, se trouve rapportée dans le *Bulletin médical* de 1897.

Observation I (M. le professeur Raymond).

Il s'agit d'un homme de 29 ans, qui montait une bicyclette dont la pédale était faussée et lui fatiguait beaucoup le pied droit. Un soir, après une course assez longue sur cette bicyclette, il éprouva, au niveau du cou-de-pied, une sensation de lourdeur. Le lendemain, il ressentit des élancements. Deux mois après le début des accidents, l'atrophie musculaire du membre inférieur se manifesta, rapidement progressive, au point d'amener une impotence totale, une impuissance motrice complète. On envoya cet homme à Aix-les-Bains, où il fut soumis à la douche-massage. Sous l'influence du traitement, les muscles reprirent peu à peu leur volume et il était à peu près guéri quand il fit une chute et s'endolorit le cou-de-pied droit. Deux ou trois mois après, la jambe droite était retombée dans le même état qu'avant : atrophie musculaire totale qui persista plus longtemps, probablement parce que le malade ne voulut pas s'assujettir au repos absolu. Le membre inférieur resta atrophié pendant deux ans. A cette époque, particularité intéressante, le membre inférieur gauche s'atrophia lui aussi, et cependant l'arthrite primitive portait sur le cou-de-pied droit; l'impotence fut dès lors complète. On transporta le malade à Barèges, où il fit une saison qui l'améliora beaucoup; mais alors qu'il n'avait pas retrouvé toute sa force musculaire, il fit une seconde chute: même conséquence que pour la première. Les deux jambes s'atrophièrent à nouveau. Il vint alors à la Salpêtrière; on lui électrisa les jambes pendant deux ans. Les muscles se reconstituèrent peu à peu et il sortit pour reprendre ses affaires. L'année suivante, il fut repris de cette même atrophie musculaire, entraînant une impossibilité presque absolue de la marche. On le soumit de nouveau au traitement électrique.

Actuellement on constate encore une atrophie intense des deux quadriceps et des muscles de la jambe, des deux côtés. Il n'y a pas de contractions fibrillaires; on constate en plus une exagération très nette des réflexes sans trépidation spinale; pas de troubles de la sensibilité.

En résumé, à la suite d'une simple excitation douloureuse partie du cou-de-pied — après un traumatisme indirect portant sur l'articulation tibio-tarsienne — nous voyons s'installer une atrophie musculaire intense, d'abord localisée au membre atteint, puis envahissant, après une chute, le membre inférieur opposé.

Les différents troubles concomitants que nous allons énumérer pour compléter ce tableau clinique sont loin d'avoir la fréquence et l'importance des phénomènes paralytiques et atrophiques.

On a noté des troubles sensitifs (1) consistant en hyperesthésie ou anesthésie, généralisée ou en plaques, en hyperalgésie, en névralgie avec points douloureux.

On trouve cité également dans un certain nombre d'observations, l'hyperplasie du tissu cellulo-adipeux sous-cutané,

(1) V. DESCOSSE, *Loc. cit.*

l'épaississement et la sécheresse des téguments, et des troubles vaso-moteurs de la peau : quelques-unes de ces particularités existaient dans notre cas.

Dans certaines arthrites, et surtout dans le rhumatisme déformant, on voit souvent des contractures qui, jointes à l'atrophie, déterminent les déviations classiques de cette affection, spécialement étudiées par Charcot (1).

Le diagnostic des troubles paralytiques et atrophiques dans les affections articulaires est facile : il suffit de penser à les chercher, pour les constater. Il y a cependant quelques réserves à faire. Dans les premiers jours d'une arthrite aiguë douloureuse, il n'est pas facile de faire le départ entre ce qui revient à la douleur et ce qui appartient à la paralysie, dans l'impotence qu'on constate ; il y a des cas où il suffit, par un léger massage, d'émousser la sensibilité de la région endolorie pour pouvoir réveiller la contractilité volontaire, mais ce petit stratagème ne réussit pas toujours.

Quant à l'atrophie, son appréciation est soumise aussi à des causes d'erreur que nous avons déjà signalées ; la flaccidité des muscles peut faire croire à une atrophie qui n'existe pas encore, et, d'autre part, l'adipose sous-cutanée peut masquer plus ou moins complètement une atrophie réelle ; en ce sens, la palpation devra contrôler les résultats fournis par la mensuration.

Le pronostic est bénin, en raison de la curabilité des troubles que nous venons d'étudier, mais il le serait beaucoup moins si on ne dirigeait contre eux un traitement rationnel ;

(1) CHARCOT. *Leçons sur la goutte et les rhumatismes*, 1868.

non soignées, la paralysie et l'atrophie suivent, nous l'avons dit, une marche progressive et peuvent, tant par elles-mêmes que par les désordres articulaires secondaires qu'elles-sont susceptibles de déterminer, faire un véritable infirme d'un malade qui n'avait au début qu'une affection peu sérieuse.

Avant de terminer ce chapitre, qu'on nous permette de rapprocher les uns des autres quelques-uns des faits qui y sont exposés, pour essayer d'en tirer une modeste hypothèse pathogénique.

Il est indiscutable, tout d'abord, que la paralysie n'est pas une conséquence de l'atrophie; sans doute, un muscle atrophié perd de sa force au prorata de sa diminution de volume, mais il y a ici autre chose, car la paralysie peut survenir, complète, avant toute atrophie et, par contre, elle peut disparaître rapidement, du jour au lendemain, sous l'influence de moyens appropriés, alors que l'atrophie est beaucoup plus lente à rétrocéder.

Quelle serait donc la nature de cette paralysie? Il nous paraît évident, de par la clinique, qu'il ne peut s'agir ici de paralysie organique, avec lésions nerveuses profondes ; des phénomènes nerveux qu'on peut voir disparaître aussi rapidement, n'ont pas les caractères des troubles organiques, mais plutôt de troubles fonctionnels ; il semble qu'il y ait eu là une altération purement dynamique, une sorte « d'inertie, de stupeur de l'élément cellulaire » (Charcot).

C'est toujours revenir à la théorie réflexe, mais ce qui serait de nature réflexe, ce serait la paralysie, et non l'atrophie. Nous ne voudrions pas nous aventurer trop loin sur un terrain où la compétence nous ferait vite défaut, mais nous ne pouvons nous empêcher de remarquer que les physiologistes considèrent les tendons comme le siège de la sensibilité spéciale des muscles; que les muscles les premiers et les plus notablement frappés sont précisément ceux qui, comme le quadriceps, présentent par leurs tendons les connexions les plus intimes avec les articulations, et nous nous demandons si ces tendons ne pourraient pas, par leurs lésions traumatiques ou inflammatoires, être le point de départ du réflexe inhibitoire aboutissant à la paralysie.

Quant à l'atrophie, elle aurait la paralysie pour cause : si, par des moyens appropriés que nous indiquerons, on fait cesser la paralysie, on arrête les progrès de l'atrophie, qui rétrocède. En outre, la fréquence des troubles paralytiques accompagnant l'atrophie est telle que nous croyons pouvoir dire que tout muscle frappé d'atrophie dite réflexe est ou a été, à un moment donné, plus ou moins complètement paralysé. Évidemment cette opinion, pour sortir du domaine de l'hypothèse, aurait besoin d'être étayée par une longue série de faits, appui que nous ne sommes pas encore à même de lui fournir personnellement ; mais on nous accordera qu'elle n'a rien d'invraisemblable ni d'irrationnel ; elle n'est pas même nouvelle, car ce n'est en somme que la vieille théorie de l'atrophie par inactivité fonctionnelle. « La grande loi, disait Cruveilhier, qui préside à toutes les atrophies musculaires, c'est l'immobilité ou l'absence plus ou moins complète de contractions musculaires, quelle qu'en soit la cause » (1).

(1) CRUVEILHIER, *Anat. path. générale*, t. III.

Sans vouloir appliquer cette théorie à « toutes les atrophies musculaires », essayons de l'adapter aux atrophies d'origine articulaire.

« Quand les muscles, dit J. Hunter (1), s'atrophient consécutivement à une maladie de l'articulation, les chirurgiens disent souvent que la faute en est dans le défaut du mouvement... Mais que l'on examine l'autre jambe, par exemple, et l'on verra que les muscles y ont conservé leur volume presque entier, bien qu'ils n'aient pas plus de mouvement que les muscles de la jambe malade. » C'est là un raisonnement spécieux, mais des plus faux : que l'on examine la jambe saine, dirons-nous, et l'on verra que les muscles y ont conservé avec leur volume presque entier leur tonicité tout entière, et que, s'ils n'ont pas plus de mouvement que les muscles de la jambe malade (ce qui est d'ailleurs contestable), ils sont du moins dans un état permanent de contraction latente, de tonus, qui ne doit pas peu contribuer à maintenir intacte leur trophicité; tandis qu'au contraire, sur le membre malade, les muscles que guette l'atrophie, ou qu'elle a frappés déjà, sont des muscles en état de flaccidité, des muscles ayant plus ou moins perdu leur tonicité.

Quand on a, comme nous, possédé en propre un membre atrophié on sent, d'intuition, toute l'énorme différence qu'il y a, à ce point de vue, entre ce membre et l'autre.

On a dit encore : « Si l'inertie fonctionnelle était la véritable cause de l'atrophie, cette altération devrait se produire avec une lenteur bien plus grande que cela n'a lieu en réalité », et l'on cite, après Ollivier, la malade de Virchow, qui après

(1) J. HUNTER. *Loc. cit.*

trente ans de repos au lit n'était pas sensiblement atrophiée. Ici encore, il faut faire la distinction entre la suppression du mouvement volontaire et l'abolition de la contraction permanente des muscles. D'autre part, nous avons fait observer que la fréquence des atrophies vraiment précoces n'était peut-être pas telle qu'on l'a prétendu. Et il n'est pas défendu de supposer que les atrophies aiguës indiscutables ont succédé à des paralysies rapides et complètes, comme celles que nous avons signalées. Les observations relatent l'impotence fonctionnelle, mais ne disent pas que la paralysie ait été recherchée dans les premiers jours de l'affection.

La théorie de l'inactivité fonctionnelle, a-t-on encore objecté, ne saurait s'appliquer à ces faits nombreux où une arthrite du genou n'a pas empêché un malade de marcher. Sans vouloir examiner si dans ces faits nombreux l'atrophie est tellement fréquente, ce que pour notre part nous ne pensons pas, nous ferons remarquer qu'une fois de plus il y a lieu de distinguer. De même qu'il ne faut pas assimiler « repos » avec « paralysie », il ne faut pas confondre « marcher » avec « se déplacer sur le sol ». La marche physiologique exige le concours de tous les muscles fonctionnant normalement, fléchisseurs et extenseurs, et parmi ceux-ci, du quadriceps. Au lieu de cela, comment marchent les atrophiés dont on nous parle ? Nous pouvons, ici encore, invoquer notre expérience personnelle ; nous avons marché avec une hydarthrose, et voici comment cela se passe : le genou dûment enveloppé d'un bandage roulé, et sans plier la jambe, on balance tout d'une pièce un membre inerte, pour le ramener à chaque pas à côté du membre sain qui seul se porte en avant ; on marche avec son psoas, mais nullement avec son quadriceps ! Aussi bien peut-on palper le muscle pendant cet exercice : on le trouve aussi flasque que dans le décubitus.

Ce n'est pas la « marche » ainsi comprise qui doit beaucoup empêcher l'atrophie.

Il nous paraît donc que les objections faites à cette théorie de l'atrophie par inertie fonctionnelle sont plus apparentes que réelles. Et cette façon de concevoir le mécanisme de l'atrophie, outre le mérite de la simplicité, a celui de conduire logiquement à une thérapeutique active et efficace, comme nous ne tarderons pas à le montrer.

CHAPITRE II

L'atrophie musculaire obstacle à la guérison de certaines affections articulaires.

A plusieurs reprises déjà, nous avons indiqué l'influence que peuvent exercer les troubles musculaires sur l'évolution des maladies des jointures qui leur ont donné naissance ; en sorte qu'on a pu dire qu'en face des amyotrophies d'origine articulaire, il y aurait à étudier des lésions articulaires d'origine amyotrophique. C'est ce que nous allons essayer de faire.

Pour comprendre quelle perturbation peut apporter dans le fonctionnement des articulations l'abolition ou l'affaiblissement de la tonicité musculaire, voyons d'abord le rôle que joue, à l'état normal, cette tonicité. M. Bazy l'a exprimé d'une façon saisissante : « Les muscles, dit-il, sont les vrais ligaments des articulations qu'ils font mouvoir »; ils agissent « non seulement pour donner le mouvement à l'articulation, mais aussi pour donner de l'aplomb à ce mouvement, pour le guider, pour le brider, en quelque sorte ; ils empêchent, par leur contraction instinctive, les os de dévier de leur course normale, de façon que les surfaces articulaires n'aient à subir, à aucun moment, de pression anormale, et que les ligaments ne soient pas exposés à des tiraillements. Ils sont, non seulement les agents du mouvement, mais ils en sont les régulateurs, les directeurs, les guides. » Certains muscles jouent même un rôle capital non seulement dans la mécanique, mais même dans la statique articulaire. Tel est le long péronier latéral, dont la tonicité contribue puissamment à maintenir la concavité de la voûte plantaire, même à l'état de repos.

Il est facile de concevoir quels troubles peut provoquer, du côté des jointures, la paralysie ou l'atrophie, totale ou partielle, des muscles qui, à l'état normal, concourent d'une façon si efficace à leur bon fonctionnement.

Pour reprendre l'exemple du péronier, supposons ce muscle paralysé ou atrophié : dans la station debout ou la marche, la voûte plantaire, n'étant plus soutenue, tend à s'effondrer, à s'aplatir, distendant les ligaments plantaires, sur qui porte alors tout le poids du corps ; de là des symptômes de « pied plat douloureux », dont la cause avait été bien indiquée par Duchenne de Boulogne. Sans vouloir prétendre que cette explication convienne à tous les cas de tarsalgie, il nous paraît hors de doute qu'elle doive parfois entrer en ligne de compte, et on trouvera dans notre observation un exemple de ce trouble fonctionnel d'origine atrophique.

Envisageons maintenant une articulation plus mobile, par exemple, celle du genou, dans laquelle la disposition des surfaces articulaires laisse aux moyens de contention extrinsèques un rôle considérable à jouer : que ceux-ci, c'est-à-dire les muscles (et en particulier, mais non pas exclusivement, le triceps) viennent à faillir à leur tâche, et les mouvements n'étant plus dirigés, bridés, les surfaces articulaires subissent des déplacements anormaux, d'où résultent des tiraillements ligamentaires, des froissements de la synoviale. Ces désordres se produiront à plus forte raison si une lésion articulaire antérieure a compromis l'intégrité de l'appareil ligamenteux. Il se fait ainsi à chaque instant de minuscules entorses, se manifestant par des douleurs, quelquefois par des phénomènes de synovite irritative, par ces épanchements récidivants, auxquels nous faisions allusion plus haut.

Si, interprétant mal ces faits, on en méconnaît l'origine, si on s'hypnotise sur les troubles articulaires sans remonter à leur cause, on s'évertue à traiter la douleur, l'hydarthrose, cependant que l'atrophie livrée à elle-même, sinon favorisée par le traitement institué, s'accentue de plus en plus, reculant ainsi de jour en jour le but à atteindre.

Il est donc d'une grande importance, pour le médecin comme pour les malades, que ces faits soient connus. Reprenons-les un peu en détail.

Tout d'abord la *douleur*. Voici comment les choses se passent le plus souvent :

Un malade, à la suite d'un traumatisme parfois sérieux, mais, souvent aussi peu grave par lui-même, une entorse le plus souvent, est immobilisé pendant un temps plus ou moins long dans un appareil. Les phénomènes aigus ayant disparu, douleur, épanchement..., on délivre le blessé, et on lui fait reprendre l'usage de son membre. Au bout de quelques jours, les douleurs ont reparu, quelquefois plus vives qu'au début. On ne pense pas à établir une relation entre ces douleurs et une atrophie musculaire que, souvent, on a constatée ; on se dit qu'on a affaire à un réveil de l'arthrite sous l'influence du mouvement, et on remet le membre au repos, en essayant, cette fois, de la révulsion : nouvelle sédation rapide des phénomènes douloureux sous l'influence du repos ; nouvelle tentative de mouvement : même résultat que la première fois ; on recommence, toujours avec le même insuccès ; le temps s'écoule, la situation s'éternise, pénible pour le malade d'abord, mais aussi pour le médecin ; quelquefois, comme dans le cas qui fait l'objet de l'observation IV, on propose des expédients désespérés, l'ankylose, dans l'espèce.

Si, au contraire, guidé par cette notion que l'atrophie musculaire suffirait à elle seule à créer des désordres de cette nature, qu'à plus forte raison elle a beau jeu en une articulation préalablement entorsée, si on dirige contre cette atrophie une thérapeutique rationnelle, si surtout on ne l'aggrave pas par une immobilisation intempestive, on a rapidement raison des phénomènes douloureux, et le malade a tôt fait de reprendre l'usage de son membre.

Voici quelques observations, empruntées à M. Bazy (1), qui, toutes, sont calquées sur ce schéma :

Observation II (Bazy)

Il s'agit d'une jeune fille de 19 ans qui, à la suite d'une chute, avait été atteinte d'une hydarthrose du genou droit ; elle avait été soignée tout d'abord à l'hôpital par le repos, les vésicatoires, la compression ; elle en était sortie au bout d'un certain temps avec un genou entièrement désenflé, mais elle y était bientôt revenue, se plaignant de ne pouvoir marcher sans souffrir : on avait appliqué de la teinture d'iode puis bientôt des pointes de feu, pas de soulagement ; elle avait alors parcouru deux autres hôpitaux où on avait recommandé le repos et les révulsifs : ce qui avait été fait, mais à chaque nouvelle tentative de marche, les douleurs recommençaient. Elle vint alors à la consultation de l'Hôtel-Dieu en mars 1883 ; après qu'elle m'eut raconté les

(1) *Progrès médical*, 1889, n° 12.

débuts de son mal, le traitement et son odyssée douloureuse, je l'examinai pensant trouver une arthrite, et disposé à mettre sur le compte de l'impatience la lenteur ou le retard de la guérison. Je fus tout surpris de trouver une articulation saine, sèche, sans épaississement des culs-de-sac; je trouvai les points douloureux de l'entorse de chaque côté du ligament rotulien, au niveau du bourrelet graisseux et le point correspondant à l'insertion inférieure du ligament latéral interne; il y avait là des signes évidents d'entorse: c'était toujours dans ce point là que la malade souffrait quand elle marchait. L'articulation était mobile, on pouvait lui faire exécuter très facilement des mouvements passifs ; pas de mouvements de latéralité.

Les mouvements n'étaient pas douloureux quand la malade se bornait à remuer ou à soulever sa jambe ; ils étaient simplement pénibles et difficiles. L'atrophie des muscles de la cuisse était considérable. Je me bornai à recommander de maintenir l'articulation du genou par un bandage assez fortement serré (forte couche d'ouate maintenue par une bande). L'articulation étant maintenue, la marche se fit plus facilement ; je fis ainsi ce que les muscles ne pouvaient faire ; j'empêchai la déviation de la direction normale, et j'adressai la malade au regretté professeur Vulpian pour la faire électriser. Les résultats ne se firent pas attendre. Cette malade à qui j'avais conseillé de faire toutes les nuits, suivant la pratique du Dr Le Fort, une application de courant continu avec quatre éléments de la pile Chardin, pouvait bientôt marcher facilement, et, après un mois, quoiqu'il restât encore de l'atrophie, elle allait et venait, et pouvait se livrer à toutes ses occupations.

Observation III (Bazy)

X..., étudiant en médecine, est atteint d'hydarthrose du genou pendant qu'il était en vacances chez ses parents. Repos, immobilisation, vésicatoire, teinture d'iode. Il ne se lève que quand toute trace d'épanchement a disparu ; quand il veut marcher, les douleurs se montrent ; mais il n'y fait pas attention, les mettant sur le compte de l'immobilité prolongée et de l'arthrite antécédente; mais, les douleurs persistant en même temps que la faiblesse, il consulte de nouveau le confrère qui l'avait soigné. Celui-ci fait remettre de la teintude d'iode et recommande de nouveau le repos. Il se lève de nouveau et de nouveau souffre ; on conseille les pointes de feu ; il recule devant ce moyen et vient à Paris.

Je le vois, et après avoir constaté l'absence de toute lésion du côté de l'articulation, et l'existence d'atrophie notable des muscles de la cuisse, je lui conseille de se faire masser et électriser. Il va voir le Dr Gautiez et après quelques séances, il pouvait rentrer chez lui et chasser comme si de rien n'était.

Observation IV (Bazy)

M. G..., 40 ans, vient me consulter le 13 février dernier. Il me dit qu'au commencement du mois de novembre, il fit une chute dans laquelle il se blessa au genou ; il n'y fit point attention, mais peu à peu s'établit dans le genou une douleur qui bientôt s'accompagna de gonflement. Étant bien occupé à la fin de l'année, il ne voulut point en parler à son médecin, et ne le consulta que dans les derniers jours de janvier. On diagnostiqua une hydarthrose pour laquelle on prescrivit le repos, l'immobilisation, les vésicatoires, la compression, et enfin de la teinture d'iode ; le repos fut ainsi gardé pendant trois semaines. Il commença à se lever, mais les douleurs reparurent bientôt ; en même temps les mouvements étaient difficiles. Le médecin appelé, proposa l'application de pointes de feu. Avant de se soumettre à ce traitement, M. G... désira avoir mon avis et il vint me trouver.

Je constatai l'existence d'un peu de liquide dans l'intérieur de l'articulation, des points douloureux de chaque côté du ligament rotulien, et un point légèrement douloureux à la partie interne du genou au niveau de l'interligne articulaire.

Je rattachai l'existence de ce liquide à de petites entorses récentes et n'y attachai pas d'importance, portant toute mon attention sur l'atrophie et la flaccidité vraiment notable des muscles de la cuisse et je conseillai, après quatre à cinq jours de repos aidé de la compression, de marcher modérément après avoir toutefois fait faire du massage et de l'électricité sous forme de courants continus et de courants induits ; je lui recommandai de ne point marcher sans comprimer son genou au moyen d'un bandage roulé et de beaucoup d'ouate ; il me fit alors observer qu'on lui avait mis un bandage fait de cette manière et que cela l'avait immédiatement soulagé. Son genou, maintenu par le bandage qui remplaçait les muscles insuffisants, ne pouvait plus osciller et, dès lors, était moins exposé aux petites entorses qui étaient la cause des douleurs. La démonstration est ici aussi très nette.

Observation V (Bazy).

Dans les premiers jours de janvier dernier est envoyée à ma consultation une jeune femme de 29 ans, qui vient appuyée sur des béquilles et soutenue par son mari.

Le confrère qui me l'adressait me demandait mon avis sur une grave détermination à prendre, à savoir : favoriser l'ankylose du genou. Voici ce qui me fut raconté : il y a deux ans, cette jeune femme était tombée en descendant d'omnibus et avait été traînée ensuite sur un parcours assez long Entre autres lésions, elle avait une contusion sérieuse du genou, qui s'accompagna d'hydarthrose; on l'immobilisa et lui fit le traitement usité en pareil cas. Au bout d'un mois, l'épanchement avait disparu; on permet à la malade de se lever, et on lui fait les recommandations usitées en pareils cas; on lui dit qu'il sera nécessaire de la masser, de l'électriser, etc. La malade pense probablement qu'elle pourra guérir seule, sans le secours de tous ces moyens, et ne voit plus son médecin. Mais depuis ce moment elle avoue qu'elle a traîné la jambe, qu'elle souffrait : elle était souvent obligée de se reposer. Bref, il y a six mois environ, de guerre lasse, elle va à l'hôpital consulter un de nos maîtres les plus distingués; on met son genou dans un appareil silicaté, qu'elle garde trois mois; au bout de ce temps, on lui permet de se lever. Son genou était normal; mais, quand elle veut marcher, elle souffre autant et même plus qu'auparavant, car il faut dire que pendant son séjour au lit elle avait engraissé de 60 livres, de sorte qu'elle avait à porter un poids plus considérable qu'auparavant. Effectivement j'avais été étonné de l'énorme embonpoint de cette malade quand elle est entrée dans mon cabinet.

Quoi qu'il en soit, après quelques jours elle rentre chez elle, espérant se guérir plus vite ; mais elle s'aperçoit qu'elle ne peut plus quitter ses béquilles, qu'elle ne peut marcher qu'avec leur aide. Elle revient à l'hôpital consulter le chirurgien qui l'avait soignée et qui lui dit qu'il serait nécessaire d'entrer pour recevoir un appareil inamovible et arriver ainsi à l'ankylose ; c'était dans l'ankylose qu'était la guérison.

Cette femme de 29 ans, ayant devant les yeux la perspective d'une ankylose, demanda à réfléchir. Elle se souvint alors qu'elle avait été bien soignée par son médecin et lui demanda de l'aider dans ses réflexions ; celui-ci, devant l'autorité du nom du chirurgien qui avait proposé l'ankylose, s'inclina. Cependant, remarquant que les mouvements passifs étaient très étendus dans le genou et qu'à part quelques craquements, quelques points douloureux, ce genou paraissait sain, il conçut quelques doutes ; il pensa, dans tous les cas, que l'ankylose serait difficile à obtenir et me fit l'honneur de m'adresser la malade plutôt pour me voir confirmer ce qui avait déjà été dit que dans l'espoir d'avoir un avis différent ou, tout au moins, de voir une autre solution intervenir.

Je constate alors que l'articulation du genou jouit de tous ses mouvements ; la flexion peut être portée très loin. On détermine seulement des craquements non douloureux pendant qu'on fait exécuter ces mouvements.

L'articulation n'est pas empâtée et ne contient pas de liquide ; mais la pression réveille des douleurs au niveau de l'insertion inférieure du ligament latéral interne et de chaque côté du ligament rotulien. De plus il existe, même quand la jambe est en hyperextension sur la cuisse, une mobilité latérale très nette, ce qui indique un relâchement ligamenteux notable. Ce relâchement ligamenteux a certainement été favorisé par l'exagération, chez cette malade, du genu valgum physiologique des femmes.

En outre, il existe une atrophie considérable des muscles de la cuisse, masquée à la vue par l'énorme embonpoint du sujet, mais très perceptible au toucher.

Mon opinion est nette et formelle : à mon avis, l'atrophie musculaire est cause de tout le mal, et il faut rendre aux muscles leur force. Bien loin d'ankyloser le genou de cette malade, il faut la faire marcher ; mais comme la marche ne serait pas possible sans déterminer de légères entorses du genou et, par suite, des douleurs, il faut empêcher les mouvements de latéralité : un simple bandage roulé me paraît suffisant en raison de l'étendue des lésions et je conseille un appareil orthopédique avec molletière et cuissard reliés entre eux par deux attelles latérales articulées au niveau du genou et destinées à empêcher toute espèce de mouvement de latéralité ; je conseillai en même temps les massages, l'électrisation faradique et galvanique, les douches sulfureuses.

A peine un mois après le début du traitement, les mouvements de mobilité latérale ont disparu et ma malade marche, monte, descend, sans le secours de béquilles. Il persiste encore néanmoins, à la face antéro-interne du genou, un point douloureux avec élancements assez fréquents et des craquements articulaires.

Les quatre observations qui précèdent se rapportent au genou ; il en est de même de notre propre observation, qui est, pour ainsi dire, calquée sur les précédents avec, en plus, l'épanchement à répétitions. C'est qu'en effet cette articulation est la terre bénie des accidents que nous étudions. Elle doit ce privilège à diverses particularités : tout d'abord, la fréquence plus grande de l'atrophie à la suite des affections du genou ; en second lieu, l'énormité du travail qu'on demande à une articulation convalescente quand on lui donne d'emblée à porter le poids du corps au sortir d'une longue inactivité fonctionnelle et après des délabrements plus ou moins étendus. (C'est là une cause d'échecs thérapeutiques sur laquelle nous reviendrons.) Enfin, il existe au genou une disposition anatomique qui nous paraît devoir entrer en ligne de compte dans la pathogénie des douleurs : nous voyons là, en effet, deux longs leviers osseux, dont les extrémités ne prennent contact que par des surfaces relativement restreintes, ce qui nécessite une contention sévère. Qu'on suppose relâchés les ligaments et atrophiés les muscles, les mouvements anormaux auront bien plus de tendance à se produire dans une telle jointure que dans une charnière comme le coude, ou une mortaise comme la tibio-tarsienne. Ce n'est pas tout : à l'état normal, le genou est en léger valgum, le condyle interne descend plus bas que l'externe, le fémur est oblique en bas et en dedans. Si l'atrophie du triceps et en particulier celle du vaste interne permet l'exagération de cette disposition normale, le poids du corps tend à chasser le fémur en dedans ; celui-ci vient faire effort, dans la station et la marche, contre le ligament latéral interne qui, tiraillé, devient douloureux. Et ceci n'est pas seulement une hypothèse : il est d'observation constante en pareil cas, que l'on trouve un point douloureux en dedans, le plus souvent au niveau de l'insertion tibiale du ligament latéral interne. Ce point douloureux est signalé dans les observations I, III, IV, il existait dans notre cas ; on le trouve presque toujours, nous dit M. Gautiez. Bien plus, on trouve souvent à ce niveau une petite zone de périostite, se manifestant, outre les douleurs, par un épaississement circonscrit, facilement sensible à la palpation.

Nous aurons à revenir sur cette périostite à propos de la thérapeutique.

Nous trouvons signalés, également, dans les trois observations précitées de M. Bazy, et nous avons dans la nôtre des points douloureux « de chaque côté du ligament rotulien, au niveau de l'interligne articulaire, points douloureux qui correspondent aux ligaments croisés ». Ces points douloureux ont, en somme, les mêmes sièges d'élection que ceux de l'entorse.

Pour être particulièrement fréquentes au genou, les douleurs d'origine atrophique ne sont pas spéciales à cette articulation ; l'observation qui suit se rapporte au poignet.

Observation VI (Bazy)

Le 10 novembre 1886, venait me voir Mme C..., âgée de 56 ans, qui me raconta que, trois mois auparavant, en voulant fermer une croisée, elle avait fait un effort assez violent; elle avait ressenti une vive douleur dans le poignet droit; son médecin lui avait fait appliquer des vésicatoires, de la teinture d'iode, tout en lui conseillant de laisser sa main au repos; elle avait suivi exactement ses conseils. Puis, elle avait commencé à se servir de sa main; mais les mouvements qu'elle faisait étaient pénibles et douloureux; de nouveau, révulsifs et immobilisation. En recommençant à se servir de sa main, les douleurs revenaient; on parle d'applications de pointes de feu; la malade hésite et finalement accepte; mais le résultat est aussi nul qu'auparavant. C'est alors qu'elle vient me voir; je constate que, ainsi du reste que l'avait dit le médecin, il n'y avait eu qu'une entorse; il n'existait aucune déformation du côté de l'articulation; pas de gonflement, pas d'empâtement, rien, en un mot, qui dût à priori attirer l'attention du côté de l'articulation, mais, en revanche, il existait une atrophie notable des muscles de l'avant-bras avec flaccidité.

Je constate que les mouvements actifs sont difficiles et douloureux; la malade peut à peine me serrer la main. Séance tenante, je lui enserre le poignet dans ma main, de façon à le soutenir, et immédiatement les mouvements deviennent faciles, sans néanmoins être bien puissants, mais la douleur avait disparu. Au reste, les mouvements passifs étaient aussi étendus qu'à l'état normal.

Je conseille à cette dame de porter un large bracelet en cuir lacé pour soutenir le poignet ; je la fais masser et électriser par les courants induits et les courants continus, et, au bout d'un mois, elle pouvait abandonner bracelet, massage et électricité.

L'élément douleur ne doit donc pas toujours éveiller l'idée d'arthrite persistante, suggestion dont il est quelquefois difficile de se défendre, lorsqu'un malade a dans ses antécédents un traumatisme articulaire plus ou moins récent. Quand un temps suffisant s'est écoulé depuis ce traumatisme pour que, le malade ayant été soigné, on soit en droit de penser que les phénomènes d'arthrite du début sont éteints, il faut, en présence de douleurs persistantes, penser à une laxité articulaire favorisée par l'atrophie, et cette hypothèse sera le plus souvent confirmée par ce fait que les douleurs disparaîtront quand on aura remédié à cette laxité.

Les *épanchements à répétition*, que l'on voit persister après un traumatisme articulaire, peuvent souvent aussi, croyons-nous, être mis sur le compte de l'atrophie qui a déterminé ce traumatisme.

Qu'on en juge par l'observation suivante :

Observation VII. — (Auto-observation.)

Entorse du genou avec épanchement. Traitement par l'immobilisation. Atrophie musculaire. Hydarthrose à répétition. Impotence fonctionnelle. Guérison par les mouvements méthodiques.

Le 9 juin 1897, étant à la campagne, je fis une chute dans les circonstances que voici : je descendais en courant une pente gazonnée, lorsque sur le bord d'un chemin creux, dont le talus peut avoir $1^{m},50$ de hauteur, le pied me glissa, et je manquai mon saut ; ce fut, plutôt qu'un saut, une énorme enjambée qui porta tout le poids de la chute sur la seule jambe gauche. Je ressentis dans le genou une violente douleur, et m'affalai sur le chemin. Je passai là quelques instants plutôt désagréables, souffranthorriblement, et ne pouvant me relever. C'est seulement au bout d'une dizaine de minutes que, la douleur cédant un peu, je pus me mettre debout avec un bâton, et, presqu'à cloche-pied, regagner la maison, distante de quelque deux cents mètres. Il était trois heures, je me mis au lit, et examinai mon genou, que dans le premier moment j'avais bien cru luxé. Pas de déformation appréciable, mais seulement un endolorissement profond, surtout en arrière, dans le creux poplité; à la pression, une douleur vive, au niveau de l'insertion tibiale du ligament latéral interne : en somme, entorse du genou. Comme je devais rentrer le soir à Paris, je me contentai d'appliquer des compresses froides contre la douleur, puis, l'heure venue, me fis hisser en voiture, et effectuai mon voyage assisté d'un ami. Je souffris beaucoup, surtout durant les transbordements, et quand il s'agit, en définitive, de faire l'ascension de mes quatre étages. J'arrivai, épuisé, et me couchai. Mon genou, à ce moment, n'était pas notablement tuméfié. Je l'immobilisai tant bien que mal dans un pansement de fortune et m'endormis.

Le lendemain au réveil, on constata un épanchement assez abondant : disparition des méplats, choc rotulien net; en outre des mouvements de latéralité assez étendus. A midi, le genou était globuleux, tendu, le choc difficile à obtenir, la jambe dans la demi-flexion. Badigeonnage de teinture d'iode et application d'un pansement ouaté compressif prenant des orteils à la racine de la cuisse.

Au bout de dix jours, un peu impatient, je défis le bandage : l'épanchement était résorbé, et je crus pouvoir me lever pour m'étendre sur un canapé, un autre pansement ouaté ayant été réappliqué, moins parfait d'ailleurs que le premier.

Je m'enhardis bientôt à me déplacer dans la chambre, en m'aidant de deux chaises et sans appuyer mon pied ; puis, dans les premiers jours de juillet, trois semaines par conséquent après l'accident, je me décidai à retourner à la campagne, pour y parfaire ma guérison.

Je refis mon voyage, la jambe toujours bandée, et armé de deux cannes, marchant péniblement et, bien entendu, le moins possible.

J'arrivai très fatigué, souffrant de mon genou, et, examinant celui-ci, je constatai le retour de l'épanchement. Navré, j'écrivis à l'ami des mauvais jours, le priant de m'apporter le secours de sa science chirurgicale, et, en attendant, je m'appliquai larga manu plusieurs couches de teinture d'iode. Le lendemain, j'étais de nouveau pourvu d'un appareil immobilisateur, sérieux, et, instruit par l'expérience, je pris la résolution, que je tins, de garder un repos rigoureux de vingt jours.

Ce délai écoulé, je levai mon pansement et trouvai un genou d'apparence normale, sans liquide, mais naturellement fort enraidi. Je remarquai, en outre, que le quadriceps était notablement atrophié.

(Comme je ne pensais guère, à cette époque, devoir publier plus tard cette observation, en somme banale, je négligeai de prendre note des mensurations que je fis, ce jour-là, pour la première fois et que je répétai bien souvent par la suite.)

Redoutant un nouveau retour de l'hydarthrose si j'allais trop vite en besogne, je procédai avec une prudence extrême à la mobilisation de la jointure, commençant par de timides mouvements passifs de flexion et d'extension. Puis, après quelques jours, l'article un peu assoupli, je repris mes deux cannes, et m'essayai de nouveau à faire quelques pas : le soir même, l'épanchement était revenu.

L'ami chirurgical fut de nouveau mandé, et ma jambe derechef emprisonnée dans un pansement ouaté compressif, fait d'une façon très soignée suivant la méthode de Delorme. Au bout de trois semaines, nouvelle tentative de marche, cette fois à l'aide d'une béquille (j'étais devenu un véritable infirme, incapable de me tenir debout): nouvelle récidive. En outre, la raideur s'était accentuée, ainsi que l'atrophie musculaire.

Sur le conseil d'un de mes maîtres, je fis alors une copieuse application de pointes de feu, et continuai l'immobilisation et la compression, y ajoutant la faradisation du triceps.

Bref, les derniers mois de l'année se passèrent ainsi en alternatives d'immobilisation au lit pendant plusieurs semaines et de nouvelles tentatives de marche, régulièrement suivies, à bref délai, du retour de l'épanchement.

D'innombrables paquets d'ouate s'étaient succédé sur mon genou ;

les pointes de feu s'étaient multipliées ; plus de six mois s'étaient écoulés, et je me trouvais dans le même état que le premier jour ; — que dis-je, dans un état plus grave, étant donnée la chronicité de l'affection. Je n'ai pas besoin de dire que mes réflexions étaient plutôt sombres, surtout que la « chirurgie régulière », comme l'appelle M. Championnière, se déclarait à peu près impuissante à mon égard. Voici à peu près, en effet, ce que me disait, dans les premiers jours de janvier 1898, un éminent chirurgien des hôpitaux à qui j'exposais ma situation : Vous guérirez, et avec un membre normal ; tout se réduit donc à une question de durée. Pour le moment, rien à faire qu'à garder un repos absolu pendant des semaines, et à tenter de nouveau la marche. Si, au printemps, cette hydarthrose intermittente persiste, il faudra tenter une ponction, suivie d'une cure dans une station sulfureuse...

C'est alors que je fus adressé à M. le Dr Gautiez qui, avec une bonté et une sollicitude dont je ne saurais assez le remercier, voulut bien me faire bénéficier de sa grande compétence, en matière de pathologie articulaire. Voici ce qu'il constata :

Atrophie considérable de la cuisse, portant surtout sur le triceps, littéralement fondu, mais aussi sur les adducteurs et les fléchisseurs ; impotence fonctionnelle absolue, impossibilité de détacher le pied du plan du lit, inaptitude à faire contracter le triceps à volonté : le muscle n'obéit pas ; diminution de la force d'adduction ; quant aux mouvements de flexion, ils sont très limités par suite de la raideur articulaire. Atrophie portant également sur les muscles de la jambe (je déplore ici de nouveau l'absence de mensurations, mais je puis affirmer que l'atrophie du mollet existait, évidente). Troubles de nutrition du membre : sécheresse de la peau, épaississement des téguments, surtout péri-articulaires : le pli cutané, fait au-devant du genou malade, a une épaisseur plus considérable que celui qu'on détermine du côté sain. Troubles vaso-moteurs : état violacé à la peau sous l'influence de la température extérieure. Examen de l'articulation : le genou a un aspect tuméfié et cependant, il n'y a pas d'épanchement pour le moment, mais une sorte d'empâtement des culs-de-sac, un épaississement de la synoviale. La rotule est très mobile latéralement, n'étant plus maintenue appliquée contre les condyles. Le pied reposant sur une chaise, et la région poplitée portant à faux, on constate un léger degré de subluxation du tibia en arrière qu'on corrige aisément avec la main passée sous le jarret, en imprimant au tibia un mouvement de glissement d'arrière en avant. En saisissant solidement la cuisse d'une main, la jambe de l'autre, on rend plus évidents ces mouvements anormaux antéro-postérieurs. Les mouvements de latéralité sont à peu près ce qu'ils étaient au début. Pas de douleur, ni spontanément, ni pendant ces mouvements, ni à la pression, en aucun point. (J'étais à ce moment au repos depuis plusieurs jours.) Très bon état général.

Le traitement institué fut d'abord celui-ci : suppression absolue et immédiate de tout pansement. La jambe étant étendue horizontalement et le tibia maintenu avec la main en position normale, je devais, à tout instant de la journée, solliciter mon quadriceps à se contracter, essayer de le faire durcir. Je n'y parvins pas tout de suite, mais après quelques heures, j'obtenais des contractions, vite disparues d'ailleurs. Je dois dire que cette tension, parfois inefficace de la volonté, ne laisse pas d'être un exercice des plus fatigants; mais, tel était mon désir de guérir, que je m'y soumettais scrupuleusement.

Le matin du lendemain, ce n'est encore qu'après quelques efforts infructueux, que je parvins à réveiller la contractilité volontaire de mes muscles; toutefois, à la fin de la journée, j'arrivais à raidir ma jambe au commandement. Seulement, indépendamment de la fatigue ressentie la veille, j'éprouvais quelques douleurs au niveau de l'articulation, qui était un peu chaude ; cette sensibilité siégeait plus particulièrement au niveau du ligament latéral interne ; il me sembla, en outre, que l'épanchement se reproduisait. La nuit passée, le doute n'était plus permis, l'hydarthrose était revenue, abondante. M. Gautiez ne s'en inquiéta nullement, me fit seulement suspendre les mouvements pendant deux jours, durant lesquels je fis des applications d'eau blanche ; une rondelle de Vigo fut appliquée sur l'insertion tibiale du ligament interne. L'épanchement se résorba aussi vite qu'il s'était produit et je repris mes exercices.

Pour le dire dès maintenant, à plusieurs reprises, au cours du traitement, soit à la suite d'excès de « travail », soit après des mouvements intempestifs, cette hydarthrose reparut avec points douloureux en dedans du tibia et sur les côtés du tendon rotulien. On ne s'en inquiéta pas davantage, et le même traitement en eut vite raison. Aux contractions à vide, je ne tardai pas à substituer le soulèvement de poids d'abord minimes : un demi-kilogramme de grenaille de plomb, graduellement porté à un, puis deux kilogr. La jambe restait toujours étendue, je me contentais de soulever le poids au-dessus du plan horizontal, sans faire encore de mouvements de flexion, et en prenant toujours la précaution de corriger la subluxation du tibia avant de commencer à faire contracter le muscle, cela afin d'éviter le mouvement anormal de glissement, qu'il était facile de prendre sur le fait quand cette petite manœuvre préalable était omise. Concurremment, je faisais la nuit des applications de compresses imbibées d'eau de Salies de Béarn.

Sous l'influence du traitement, en moins de quinze jours, je soulevais allègrement mes trois kilog., le membre reprenait sa vitalité, le triceps obéissait parfaitement à la volonté.

J'abordai alors les mouvements de flexion et d'extension, d'abord à vide, puis en tirant sur des tubes de caoutchouc. Enfin, trois semaines après le début du traitement, je commençai à marcher, d'abord à doses réfractées, quelques pas, mais *en prenant soin que la jambe se fléchît sur la cuisse, comme à l'état normal, le pied « se déroulant » sur le sol, du talon à la pointe*. Grâce aux exercices préalables, mon assurance était tout autre que lors des tentatives de marche précédentes ; en outre, l'épanchement ne se reproduisit pas, du moins dans les premiers jours. Bientôt, je faisais le tour de ma chambre sans canne : et un mois après l'abandon de mon pansement compressif, je pouvais me risquer dehors, au bras d'un ami, pour aller me faire doucher le genou.

Mais bientôt survint un nouveau contre-temps : quand je commençai à marcher d'une façon un peu suivie, je constatai que mon pied gauche, le côté malade, se fatiguait très vite ; il finit même par devenir très douloureux. M. Gautiez constata que la voûte plantaire était affaissée et me fit porter un coussin ouaté pour la maintenir. Je fis en outre de l'électrisation du long péronier, portai pour marcher des souliers convenablement cambrés, et ces symptômes de « pied plat douloureux » ne tardèrent pas à disparaître. Dès lors, chaque semaine fut marquée par un nouveau progrès, et je repris peu à peu la vie commune. Je continuais du reste mes exercices gymnastiques, pour récupérer mes muscles atrophiées : exercices de flexion et d'extension, et surtout de marche méthodique suivant les principes sus-énoncés. L'atrophie cédait progressivement : certes la cuisse gauche était loin d'avoir encore le volume de l'autre, mais elle ne ressemblait déjà plus guère à ce qu'elle était avant le début du traitement. Le déplacement du tibia disparut parallèlement. Quant à l'épanchement, lorsque je m'étais trop fatigué, il se reproduisait le soir, mais je n'y prenais plus garde, me contentant de modérer mes mouvements : il disparaissait alors spontanément en un ou deux jours. Les récidives se firent d'ailleurs de plus en plus rares à mesure que l'articulation se consolidait.

A deux reprises différentes, je m'entorsai de nouveau légèrement le genou gauche, lors de chutes que rendait facile mon peu d'assurance dans la marche : j'en fus quitte pour un peu de douleur surtout au niveau du ligament latéral interne et de nouvelles hydarthroses ; mais je me gardai bien de m'immobiliser de nouveau, me contentant de quelques jours de repos relatif, avec applications résolutives.

La guérison progressive de l'atrophie ne subit point de temps d'arrêt appréciables, et pendant les vacances de 1898, je pouvais reprendre l'usage de la bicyclette. Je passai outre aux retours offensifs de l'épanchement, qui ne manquèrent pas de se produire à cette occasion, et je m'entraînai suffisamment pour que, l'an dernier, j'aie pu, sans fatigue et sans manifestations articulaires, faire plus de cent kilomètres dans la même journée. Actuellement, il ne me reste plus, comme trace de mon accident, qu'un peu de gêne pour courir et d'énormes craquements dans les mouvements du genou.

On voudra bien excuser la longueur de cette observation et les détails, peut-être fastidieux, dans lesquels nous sommes entré. Mais cette histoire, pour banale qu'elle paraisse — et précisément en raison de cette banalité — nous a semblé être des plus instructives ; des cas comme le nôtre constituent la monnaie courante de la pratique journalière, et après avoir nous-même éprouvé les ennuis d'une longue impotence nous voudrions, pour notre modeste part, contribuer à les éviter aux malades dans le même cas. Qu'on nous permette donc de revenir sur certains points particuliers de cette observation.

Il s'est agi, sans aucun doute, d'une entorse grave du genou avec, notamment, lésions des ligaments croisés et du ligament latéral interne. Quelle fut la nature de l'épanchement ? La rapidité relative de son apparition (quelques heures), l'importance des lésions ligamentaires nous portent à croire que ce fut une hémo-hydarthrose (car pour les présomptions tirées des signes physiques — fluctuation plus ou moins nette, consistance plus ou moins pâteuse — on sait le peu de crédit qu'il faut leur accorder dans la plupart des cas). Il est bien certain que les mouvements que j'imposai à mon genou après l'accident, et l'insuffisance de l'immobilisation dans les premiers jours n'ont pas peu contribué, avec la violence du traumatisme, à développer une arthrite intense. Cependant, sous l'influence de la compression et de l'immobilisation, le liquide épanché s'est résorbé rapidement. Pourquoi se reproduisit-il quand j'essayai de marcher, et pourquoi ces récidives multiples à chaque nouvelle tentative? Il peut y avoir là deux causes qui, dans les premiers mois du moins, ont dû entrer en jeu l'une et l'autre : la persistance dans la synoviale du reliquat d'un épanchement sanguin, dont la partie liquide seule s'était résorbée, et, en outre, les délabrements ligamentaires aggravés par la perte de la tonicité et l'atrophie du triceps.

C'est ici le lieu de rappeler ce que nous disions au début de ce chapitre : les agents de contention les plus puissants de l'articulation du genou, ce sont les muscles, c'est le quadriceps. Essayer de marcher avec un quadriceps paralysé ou atrophié quand, d'autre part, les ligaments sont distendus ou arrachés, c'est imprimer au genou des mouvements anormaux souvent fort étendus, c'est tirailler les ligaments, c'est irriter la synoviale ; c'est, en un mot, traumatiser de toutes façons l'articulation qu'on cherche à guérir.

Dans le cas particulier, le résultat ne se faisait pas attendre; car, en mettant le pied à terre et en tentant de marcher, je triturais ma synoviale (qu'on me passe l'expression), le tibia exécutant sur les condyles de véritables mouvements de diduction. On se rappelle, en effet, la position de subluxation en arrière que prenait le tibia à l'état de repos, et que permettaient d'une part les lésions probables des ligaments croisés, d'autre part l'inertie du quadriceps qui n'avait plus tendance à ramener le tibia en avant. De plus, je tiraillais mes ligaments, comme en témoignent les douleurs localisées, surtout en dedans du tibia, et le point de périostite signalés dans l'observation.

Et la situation ne pouvait qu'empirer, car, à chaque récidive, je compromettais davantage les fonctions de mes muscles en les remettant au repos et en les écrasant sous le pansement compressif. C'est ainsi que j'en étais arrivé au bout de six mois, à avoir un véritable « membre de polichinelle », parfaitement inutilisable.

Il est donc facile de prendre ici sur le fait une de ces

aberrations dont j'étais à la fois coupable et victime, et qui consistent à « s'acharner après une articulation qui souffre, à la poursuivre à coups de vésicatoires, de pointes de feu, sans s'apercevoir qu'on court après une chimère... parce que, s'adressant à l'article, on néglige de s'occuper de l'organe ou des organes les plus importants dans l'espèce, c'est-à-dire des muscles (1) ».

Le traitement de M. Gautiez fut au contraire éminemment rationnel — ainsi d'ailleurs que l'ont prouvé ses résultats — puisqu'il avait pour but de régénérer les muscles. On a vu quels furent les moyens employés pour atteindre ce but ; nous allons examiner de quels principes ils sont l'application.

(1) BAZY. *Loc. cit.*

CHAPITRE III

Traitement.

En présence d'une arthrite aiguë, la premiere indication qui se pose, est évidemment de traiter les phénomènes inflammatoires. Dans les premiers jours qui suivent une entorse du genou, par exemple, on doit d'abord et avant tout songer à calmer la douleur et à favoriser la réparation des lésions ligamenteuses (1).

La gravité du traumatisme, l'importance de l'articulation « dictent la thérapeutique qui est, selon les cas, caractérisée par la mise au repos, puis l'immobilisation de l'articulation, en vue de prévenir l'inflammation qui menace de se développer » (2). Nous ne voudrions pas, en effet, aller aussi loin que Norstrom qui, dans un traité de massage remontant à 1884, affirme l'inutilité et le danger de l'immobilisation, et considère les accidents aigus comme une indication formelle pour les mouvements (3).

Mais, que l'immobilisation calme le processus inflammatoire ou qu'elle ait seulement pour effet de le « faire suppor-

(1) Nous réservons absolument la question d'intervention en cas d'hémarthrose, question qui pouvait être discutée dans notre cas, mais qui sort de notre sujet.

(2) J. Lucas-Championnière. Mobilisation précoce et méthodique dans le traitement des traumatismes et des maladies des articulations. *Gaz. des hôpitaux*, 1900, n° 46.

(3) Norstrom, cité par M. Lucas-Championnière, *loc. cit.*

ter », la douleur, en tout cas, commande le repos articulaire; mais « ce repos doit être le moindre possible » (Lucas-Championnière), et cela non pas seulement pour éviter les raideurs articulaires, mais aussi pour enrayer au plus tôt le processus atrophique.

C'est qu'en effet, le mouvement est, entre tous les moyens propres à rétablir la nutrition des muscles, le plus simple, le plus facile à mettre en œuvre, et le plus efficace.

Nous ne méconnaissons pas, bien loin de là, l'importance de l'électrisation ni du massage comme agents préventifs et curatifs de l'atrophie ; mais on nous permettra de faire remarquer que les mouvements volontaires constituent un stimulant de la nutrition plus physiologique, plus normal que ces moyens. L'influx cérébral doit bien valoir, à ce point de vue, le courant électrique, et les contractions volontaires doivent favoriser les échanges au moins aussi puissamment que les manipulations du massage.

Est-ce donc à dire qu'il faille, dès que les accidents aigus sont calmés, rendre le malade à ses occupations habituelles, qu'on doive faire marcher un blessé quelques jours après une entorse grave ou une luxation du genou ? « On confond très habituellement, dit M. Lucas-Championnière, le *mouvement*, et la *fonction* du membre » et si cette dernière doit être interdite parce qu'elle amène des mouvements complexes et laborieux, le mouvement *méthodique* peut apporter des ressources thérapeutiques d'importance capitale.

Lorsque l'atrophie est avancée, les inconvénients qu'il y aurait à vouloir d'emblée faire reprendre au membre ses fonctions sont plus considérables encore, et nous n'y insisterons pas ici, nous contentant de renvoyer au chapitre précédent et de rappeler les résultats déplorables qui suivaient invariablement toute tentative de marche dans notre propre cas. Il y a là une affaire de « *dosage du mouvement* », comme dit encore M. Lucas-Championnière, et il est aussi irrationnel de vouloir qu'au sortir d'un appareil un malade se promène avec un genou disloqué et des muscles atrophiés, que de l'avoir tenu des semaines dans cet appareil. Il est indispensable de consolider cette articulation en lui rendant ses muscles, avant de lui donner à supporter le poids du corps. Pour cela, on soumettra les muscles atrophiés à des exercices volontaires méthodiquement gradués.

Mais, lorsqu'on commande à un blessé de contracter les muscles de l'articulation malade, deux obstables peuvent s'opposer à ce qu'il le fasse : la douleur ou l'inertie musculaire.

Souvent, nous l'avons indiqué, l'impotence n'a d'autres causes que la douleur : le malade ne veut pas, ou plutôt, inconsciemment, n'ose pas contracter son muscle, parce que les insertions en sont douloureuses, et la preuve, c'est que si, par un massage bien fait, on émousse la sensibilité de la région, on peut rétablir les mouvements volontaires. Il faut évidemment, dans ce cas, s'attacher à faire disparaître cette douleur avant de songer à commencer la gymnastique muslaire. S'il s'agit d'une arthrite récente, et que l'atrophie soit encore nulle ou peu avancée, on attendra; comme nous l'avons dit plus haut, que les phénomènes aigus aient disparu ; on immobilisera le membre, cependant qu'on fera du massage, des enveloppements humides résolutifs, auxquels on pourra joindre l'électrisation; puis, dès que les accidents inflammatoires et douloureux auront disparu, on fera travailler les muscles.

Dans les cas anciens, une cause de douleur que nous avons signalée, est constituée par la périostite qui est elle-même le résultat des tiraillements, des petites entorses répétées que s'est infligés le malade par des mouvements intempestifs et mal « dosés ». Là encore il faut savoir patienter quelque peu et diriger d'abord contre ces petits accidents un traitement approprié : on fera, par exemple, de la révulsion localisée, sous forme de quelques pointes de feu exactement limitées aux points douloureux, là où on note l'épaississement caractéristique (c'est-à-dire, au genou, le plus souvent au niveau de la face interne du plateau tibial).

Dans d'autres cas, ce n'est pas la douleur qui empêche le malade de contracter ses muscles ; il s'agit à proprement parler de paralysie : le muscle n'obéit pas à la volonté, et cependant l'articulation est indolente. C'est alors qu'on peut tirer parti de cette constatation, faite dans un chapitre antérieur, qu'il est ordinairement facile d'avoir raison de cette paralysie par des moyens d'ordre psychique. Pour une paralysie du quadriceps, par exemple, on sollicitera vivement le malade à détacher le pied du lit, en insistant, en lui persuadant qu'il peut le faire, au besoin en faisant semblant de l'aider avec la main, et on finira par voir le mouvement se produire, plus ou moins maladroit et hésitant ; mais, quand le malade a constaté, à sa grande joie, que la fonction du membre n'est pas définitivement abolie, la partie est gagnée : les contractions se répètent plus complètes, plus rapides, et en une séance on rend au muscle sa contractilité volontaire et au malade sa confiance en la guérison. Ce dernier élément a son importance en l'espèce, car le traitement par l'exercice musculaire méthodique exige du patient une collaboration docile et convaincue.

Nous n'avons pas l'intention de faire ici l'exposé de la technique mécanothérapique. Nous insisterons seulement sur la nécessité de graduer avec soin l'effort demandé aux muscles, cela afin de leur éviter des défaillances qui ne manqueraient pas de retentir fâcheusement sur l'articulation convalescente. C'est également dans le but d'éviter ces traumatismes fonctionnels qu'on peut suppléer aux muscles insuffisants par des moyens de contention artificielle des articulations relâchés (bracelets, genouillères, bandages roulés) (1).

Nous ne croyons pouvoir mieux faire que de renvoyer au traitement exposé dans notre observation pour montrer comment on peut, dans un cas particulier, réaliser le dosage méthodique du travail. L'écueil à éviter, nous le répétons, c'est d'empêcher le malade — le sceptique du début devenu trop fervent — d'aller trop vite en besogne; c'est de ne pas le laisser se lever et essayer de marcher avant qu'un « entraînement » suffisant ait préparé ses muscles au travail que ces tentatives leur réservent.

Tout cela est affaire de bons sens et d'expérience et ne comporte pas de règles générales : la durée des exercices préparatoires, la nature des mouvements à faire exécuter, etc. varieront avec chaque cas. Il faudra savoir l'arrêter si le malade

(1) En ce qui concerne le genou en particulier, nous serions assez disposé à proscrire tout appareil, notamment la classique genouillère, qui ne constitue qu'un moyen de contention illusoire. Pour employer une comparaison un peu terre à terre, vouloir coapter avec une genouillère élastique les extrémités de deux leviers osseux de la longueur du fémur et du tibia, c'est absolument comme vouloir raccommoder avec un anneau de caoutchouc une canne brisée au milieu.

La genouillère donne une fausse sécurité au blessé qui doit habituer ses muscles à ne compter que sur eux-mêmes.

souffre, si l'articulation réagit par des phénomènes inflammatoires. Il faudra, d'autre part, savoir pousser la guérison jusqu'au bout : Quand le malade en arrive à marcher à peu près, il se contente de ce résultat, devient négligent pour les exercices méthodiques et, si on n'y prend garde, conserve longtemps un reliquat d'atrophie d'où résulte une faiblesse persistante du membre, prédisposant à de nouveaux accidents.

C'est encore le bon sens et l'expérience clinique qui indiqueront les contre-indications de cette méthode de traitement; on n'ira pas, par exemple, faire travailler systématiquement une articulation suspecte chez un sujet entaché de tuberculose. D'autre part, chez les rhumatisants, le traitement par la mobilisation réveille souvent des poussées aiguës; il faut alors renoncer à cette méthode, plus nuisible qu'utile en l'espèce.

Mais, ces réserves faites, il n'en reste pas moins que ce mode de traitement, lequel du reste comporte parfaitement l'emploi simultané d'autres moyens : massage, douches, électrisation, rend dans la majorité des cas d'atrophie de cause articulaire de signalés services et compte à son actif de merveilleux résultats.

CONCLUSIONS

1° Dans la plupart des variétés d'arthrite, notamment dans les arthrites aiguës traumatiques, on voit survenir une paralysie plus ou moins complète et une atrophie plus ou moins accentuée des certains muscles. Ces troubles musculaires, de par leurs caractères cliniques, paraissent bien être de nature purement fonctionnelle. La paralysie, en particulier, peut apparaître rapidement, et disparaître de même grâce à des moyens appropriés.

2° Abandonnées à elles-mêmes, et surtout sous l'influence de l'immobilisation, paralysie et atrophie ne peuvent que s'aggraver.

3° Certains désordres articulaires plus ou moins graves — douleurs, épanchements à répétition — persistant quelquefois longtemps après une arthrite même légère, et rebelles à tout traitement direct, sont sous la dépendance de l'impotence musculaire et disparaissent quand on traite celle-ci.

4° Le meilleur moyen, et le plus simple, pour prévenir la paralysie et l'atrophie, ou pour les faire disparaître quand elles existent, c'est l'exercice méthodique des muscles par la gymnastique suédoise.

TABLE DES MATIÈRES

IMPRIMERIE A.-G. LEMALE, HAVRE

www.ingramcontent.com/pod-product-compliance
Ingram Content Group UK Ltd.
Pitfield, Milton Keynes, MK11 3LW, UK
UKHW020426230726
13925UKWH00004B/1619

9 782014 045000